Rahul Singh
Avinash C. Tripathi

ESTUDOS DE DOCKING MOLECULAR DE INIBIDORES DE MOA-B

Rahul Singh
Avinash C. Tripathi

ESTUDOS DE DOCKING MOLECULAR DE INIBIDORES DE MOA-B

Acoplamento de inibidores da monoamina oxidase

ScienciaScripts

Imprint

Cover image: www.ingimage.com

This book is a translation from the original published under ISBN 978-620-8-41710-9.

Publisher:
Sciencia Scripts
is a trademark of
Dodo Books Indian Ocean Ltd. and OmniScriptum S.R.L publishing group

120 High Road, East Finchley, London, N2 9ED, United Kingdom
Str. Armeneasca 28/1, office 1, Chisinau MD-2012, Republic of Moldova, Europe
Managing Directors: Ieva Konstantinova, Victoria Ursu
info@omniscriptum.com

Printed at: see last page
ISBN: 978-620-8-55134-6

ESTUDOS DE DOCKING MOLECULAR DE INIBIDORES DE MOA-B

Rahul Singh e Avinash C. Tripathi

Instituto Hygia de Educação e Investigação Farmacêutica, Lucknow

DESTAQUES

• Estudos de Docking Molecular de Inibidores da MAO-B: Uma abordagem computacional

• A inibição da MAO-B é uma estratégia terapêutica promissora para a doença de Parkinson. Neste estudo, utilizámos simulações de docking molecular para investigar as interações de ligação de 40 inibidores da MAO-B conhecidos. O objetivo era identificar potenciais compostos líderes com maior potência e seletividade.

• Os nossos resultados revelaram que a Befloxatona apresentou a maior afinidade de ligação (10,761 kcal/mol) ao local ativo da MAO-B. Esta forte afinidade de ligação pode ser atribuída a múltiplas interações favoráveis, incluindo ligações de hidrogénio e contactos hidrofóbicos. Outros compostos, como a miricetina, a quercetina, a cimoxatona, a emodina, a benmoxina, a catequina e a curcumina, também apresentaram afinidades de ligação significativas, sugerindo o seu potencial como inibidores da MAO-B.

• Estes resultados fornecem informações valiosas sobre as relações estrutura-atividade dos inibidores da MAO-B e podem orientar a conceção de novos agentes terapêuticos para a doença de Parkinson.

• Pontos-chave a considerar:

• Clareza e concisão: O objetivo é elaborar um resumo claro e conciso, destacando as principais conclusões e implicações.

• Destacar os principais resultados: Destacar o composto com melhor desempenho (Befloxatone) e as suas interações de ligação.

• Implicações futuras: Discutir brevemente o potencial dos compostos identificados como fármacos e as

ÍNDICE DE CONTEÚDOS

1. INTRODUÇÃO

Os inibidores da monoamina oxidase (IMAO) foram introduzidos pela primeira vez na década de 1950 [1]. Constituem uma classe distinta dos outros antidepressivos, tratando diferentes formas de depressão, bem como outras perturbações do sistema nervoso, como a perturbação de pânico, a fobia social e a depressão com caraterísticas atípicas [2]. Exemplos de caraterísticas atípicas são dormir demais e comer demais. Embora os IMAO tenham sido os primeiros antidepressivos introduzidos, não são a primeira escolha no tratamento de perturbações de saúde mental devido a várias restrições alimentares, efeitos secundários e preocupações de segurança. Os IMAO são apenas uma opção de tratamento quando todos os outros medicamentos não são bem sucedidos. Além disso, exemplos de perturbações neurológicas que podem beneficiar dos IMAO são os doentes com doença de Parkinson e os doentes diagnosticados com atrofia de múltiplos sistemas [3]. A atrofia de múltiplos sistemas é uma doença neurodegenerativa que inclui sintomas que afectam os movimentos e a pressão arterial.

1.1: FARMACOLOGIA DA MAO

A MAO é uma enzima que se encontra nas células. Existem 2 tipos de MAOs: tipo A e tipo B. As MAOs nos intestinos são maioritariamente do tipo A. A maioria das MAOs no cérebro são do tipo B. No cérebro, a MAO-B desempenha um papel importante na degradação de neurotransmissores (mensageiros químicos) como a dopamina. Os inibidores da MAO (IMAO) bloqueiam a ação da enzima [3]. Os inibidores da monoamina oxidase são responsáveis pelo bloqueio da enzima monoamina oxidase. A enzima monoamina oxidase decompõe diferentes tipos de neurotransmissores do cérebro: norepinefrina, serotonina, dopamina e tiramina. Os IMAO inibem a degradação destes neurotransmissores, aumentando assim os seus níveis e permitindo-lhes continuar a influenciar as células que foram afectadas pela depressão [4].

Existem dois tipos de monoamina oxidase, A e B. A MAO A está maioritariamente distribuída na placenta, no intestino e no fígado, mas a MAO-B está presente no cérebro, no fígado e nas plaquetas. A serotonina e a noradrenalina são substratos da MAO-A, mas a feniletilamina, a metil-histamina e a triptamina são substratos da MAO-B. A dopamina e a tiramina são metabolizadas tanto pela MAO-A como pela B. As duas isoformas da MAO (MAO-A e MAO-B) são compostas por 527 e 520 aminoácidos idênticos, com pesos moleculares de 59 700 e 58 800, respetivamente. Ambas as isoformas são completamente diferentes das MAO que contêm flavina adenina dinucleotídeoamina oxidases (FAD-AOs) e das AOs sensíveis à semicarbazida (ssAOs) que contêm cobre-II e 2,4,5-tri-hidroxifenilalanina quinina (TPQ-Cu AOs) como cofactores. Verificou-se que ambas as isoenzimas possuem 70% de identidade e uma sequência primária pentapeptídica (Ser-Gly-Gly-Cys-Tyr), ligando-se através de uma ligação covalente tioéster da cisteína ao cofator FAD através do grupo 8a-metil do anel isoaloxazina.

Os efeitos secundários mais frequentes são: boca seca, náuseas, diarreia, obstipação, sonolência, insónia, tonturas e/ou vertigens. Além disso, se aplicado através de adesivo, pode ocorrer uma reação cutânea no local do adesivo [6]. Recomenda-se que qualquer doente programado para uma cirurgia electiva que requeira anestesia geral não tome IMAO durante pelo menos dez dias antes da cirurgia para evitar qualquer interação medicamentosa [7].

1.2: INIBIDORES DA MAO

Os IMAO podem ser utilizados para tratar os sintomas da depressão, como tristeza, ansiedade ou preocupação, que não tenham respondido a outros antidepressivos. Não devem ser utilizados para tratar a depressão associada à perturbação bipolar, pois podem precipitar os sintomas maníacos. Para além das perturbações neurocomportamentais do humor acima referidas, os IMAO têm um excelente potencial terapêutico e são úteis no tratamento da doença de Parkinson (DP), da doença de Alzheimer (DA), de outras doenças neurodegenerativas, da perturbação de défice de atenção e hiperatividade (PHDA) e da síndrome de Tourette, da isquémia cerebral, da neuroprotecção e do salvamento de neurónios, da enxaqueca, da esclerose múltipla (EM), do cancro, do glaucoma, da obesidade, das perturbações cardiovasculares, do crescimento do cabelo, etc.

O desenvolvimento dos IMAO iniciou-se por acaso, tendo em conta os efeitos antidepressivos da iproniazida (um agente antituberculoso à base de hidrazina análogo à isoniazida). Os IMAO são reversíveis ou irreversíveis. A moclobemida é um exemplo de um IMAO reversível (RIMA), a tranilcipromina, a fenelzina, a isocarboxazida e a selegilina inibem irreversivelmente a MAO. A selegilina em doses baixas é um inibidor seletivo e irreversível da MAO B, mas deixa de ser seletivo em doses mais elevadas. A selegilina e a rasagilina são inibidores irreversíveis e selectivos da MAO tipo B, mas a safinamida é um inibidor reversível e seletivo da MAO-B [5]. Os diferentes tipos de IMAOs aprovados pela FDA incluem a isocarboxazida, a fenelzina, a selegilina e a tranilcipromina [6]. Quando são prescritos antidepressivos como os IMAO aos doentes, estes devem estar cientes do tempo necessário para começarem a sentir os efeitos terapêuticos do medicamento. Normalmente, a medicação começa a fazer efeito dentro de duas a três semanas. No entanto, os doentes devem tomar o antidepressivo durante pelo menos seis meses para obterem o máximo benefício terapêutico. Os doentes que tomam um antidepressivo durante menos de seis meses apresentam uma elevada taxa de recaídas sintomáticas.

Existem outros medicamentos que também inibem as enzimas monoamina oxidase (para além de terem outras propriedades), mas que não são utilizados para o tratamento da depressão. Estes medicamentos não devem ser tomados nos 14 dias seguintes a outro IMAO, nem com alimentos ou bebidas com elevado teor de tiramina. Alguns recursos podem não listar esses medicamentos como IMAOs, embora eles inibam as enzimas monoamina oxidase. Exemplos incluem:

>Linezolida (Zyvox): um antibiótico utilizado para tratar certas infecções bacterianas que são resistentes a outros antibióticos

>Azul de metileno (Provayblue): um potente IMAO que é utilizado para tratar a metemoglobinemia induzida por medicamentos (uma condição em que uma forma ineficiente de hemoglobina [metemoglobina] está presente em grandes quantidades no sangue)

>Procarbazina (Matulane): Utilizado em conjunto com outros medicamentos para tratar a doença de Hodgkin

>Rasagilina (Azilect): Utilizado para tratar os sintomas da doença de Parkinson

>Selegilina (Eldepryl, Zelapar): Pode ser utilizado para o tratamento da doença de Parkinson, para além de outros medicamentos[8].

1.3: EFEITOS SECUNDÁRIOS DOS INIBIDORES DA MAO

Um dos efeitos secundários mais frequentes no início do tratamento com IMAO é a diminuição da tensão arterial quando se passa de uma posição sentada para uma posição de pé (chamada hipotensão ortostática). Na maioria das pessoas, isto pode ser gerido aumentando lentamente a dose do medicamento, administrando doses divididas e aumentando a ingestão de líquidos. Outros efeitos secundários comuns no início da terapêutica incluem [8]:

- Tonturas
- Sonolência
- Insónia (pode ser ajudada se as doses não forem administradas demasiado tarde)
- Náuseas.

Os efeitos secundários que tendem a ocorrer com a terapêutica regular e prolongada incluem

- Edema (retenção de líquidos)
- Dores musculares
- Mioclonia (contracções musculares espasmódicas e espasmódicas)
- Parestesias (sensações anormais ou formigueiro nos nervos)
- Disfunção sexual
- Aumento de peso.

1.4. INIBIDORES DE MAO-B

Os inibidores da MAO-B (monoamina oxidase-B) são uma classe de medicamentos utilizados para tratar os sintomas da doença de Parkinson (DP). Os sintomas motores da doença de Parkinson são causados pela redução da dopamina, que envia sinais no cérebro para produzir movimentos suaves e intencionais. À medida que a DP danifica e destrói os neurónios (células nervosas) que produzem dopamina, surgem os sintomas motores da DP. A terapia com carbidopa-levodopa é o medicamento mais eficaz disponível para tratar os sintomas motores da DP. No entanto, outros medicamentos, como os inibidores da MAO-B, também podem ser utilizados para gerir os sintomas [9,10]. Os inibidores da MAO-B podem ser utilizados isoladamente nas fases iniciais da DP ou podem ser utilizados juntamente com outros tratamentos, como a terapêutica com carbidopa-levodopa. Os inibidores da MAO-B demonstraram ter um efeito modesto no alívio dos sintomas da DP [9,10]. Os inibidores da MAO-B podem reduzir as flutuações motoras observadas em muitas pessoas com DP. As pessoas tratadas com carbidopa-levodopa têm frequentemente sintomas flutuantes de DP descritos como episódios "on" e "off(11)". Os episódios "on" são quando o medicamento está a funcionar e os sintomas são mínimos. Os episódios "off(11)" são quando o medicamento ainda não fez efeito ou está a passar o efeito e os sintomas pioram. Os episódios "Off(1)" podem interferir com as actividades diárias e podem ocorrer várias vezes ao dia. Podem durar alguns minutos ou até algumas horas [9,10].

1.5. ACOPLAMENTO MOLECULAR

O acoplamento molecular é uma ferramenta fundamental na biologia molecular estrutural e na conceção de medicamentos assistida por computador. O objetivo do docking ligando-proteína é prever o(s) modo(s) predominante(s) de ligação de um ligando a uma proteína de estrutura tridimensional conhecida. O método de docking prevê a orientação preferencial de uma molécula em relação a uma segunda quando um ligando e um alvo se ligam um ao outro para formar um complexo . estávelO conhecimento da orientação preferida pode, por sua vez, ser utilizado para prever a força de associação ou a afinidade de ligação entre duas moléculas utilizando, por exemplo, funções de pontuação. Essencialmente, o objetivo da docagem molecular é fornecer uma previsão da estrutura do complexo ligando-recetor utilizando métodos de computação. A docagem pode ser conseguida através de duas etapas inter-relacionadas: primeiro, através da amostragem de conformações do ligando no sítio ativo da proteína; depois, através de uma função de pontuação, classificando essas conformações. Idealmente, os algoritmos de amostragem devem ser capazes de reproduzir o modo de ligação experimental e a função de pontuação deve também classificá-lo como o mais elevado entre todas as conformações geradas.

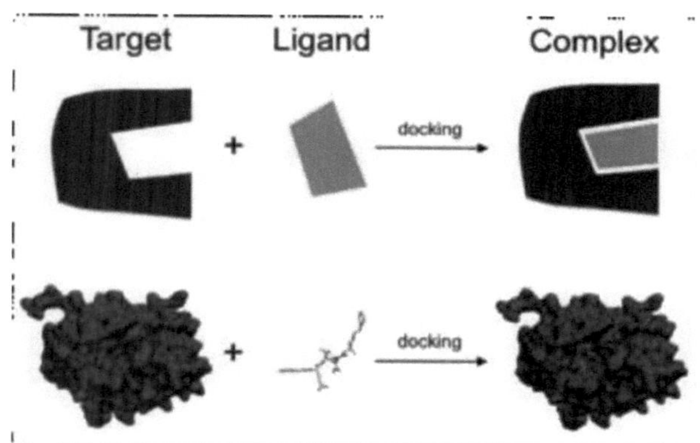

Fig. 1: Diagrama mostrando o complexo ligante-alvo previsto pelo programa de acoplamento.

As associações entre moléculas biologicamente relevantes, como as proteínas, os péptidos, os ácidos nucleicos, os hidratos de carbono e os lípidos, desempenham um papel central na transdução de sinais. Além disso, a orientação relativa dos dois parceiros em interação pode afetar o tipo de sinal produzido (por exemplo, agonismo ou antagonismo). Por conseguinte, a acoplagem é útil para prever tanto a força como o tipo de sinal produzido.

O docking molecular é um dos métodos mais frequentemente utilizados na conceção de fármacos com base na estrutura, devido à sua capacidade de prever a conformação de ligação de ligandos de pequenas moléculas ao sítio de ligação . alvo adequadoA caraterização do comportamento de ligação desempenha um papel importante na conceção racional de medicamentos, bem como na elucidação de processos bioquímicos fundamentais [11, 12].

2. REVISÃO DA LITERATURA

Emilio Mateev et al. (2023) desenvolveram um protocolo de acoplamento e demonstraram bons valores de enriquecimento. Além disso, o modo de acoplamento XP apresentou os resultados mais fiáveis, enquanto a utilização de simulações SP e MM/GBSA conduziu a desempenhos fracos. Os rastreios virtuais de grandes bases de dados, utilizando o modo HTVS seguido de XP rescoring, foram considerados o protocolo de acoplamento mais adequado para a aquisição de novos inibidores da MAO-B.

Wolfgang H. Jost1 et al. (2022) efectuaram uma avaliação crítica dos inibidores da MAO-B no tratamento da doença de Parkinson desde a década de 1980. Os inibidores da MAO-B ganharam um estatuto considerável na terapia da doença de Parkinson. Para além do efeito sintomático nas terapias mono e combinadas, um efeito neuroprotector tem sido repetidamente objeto de alguma discussão, o que, infelizmente, conduziu a muitos mal-entendidos. Devido a potenciais interações, a selegilina perdeu importância neste domínio. Para o inibidor da MAO-B safnamida, recentemente introduzido no mercado, foi postulada uma inibição adicional da libertação patológica de glutamato.

Richard Gray et al. (2022) relataram a utilização de inibidores da monoamina oxidase B em comparação com agonistas da dopamina em doentes com doença de Parkinson não controlada pela terapêutica com levodopa. Muitas pessoas com doença de Parkinson (DP) desenvolvem complicações motoras que não são controladas pelo ajuste da dose de levodopa. Entre estes doentes, a adição de um agonista da dopamina a um inibidor da recaptação da dopamina (DRI), quer com um inibidor da MAO-B quer com um inibidor da catecol-O-metiltransferase (COMT), foi considerada benéfica para o tratamento de doentes com complicações motoras da DP. Os inibidores da MAO-B produziram um controlo equivalente da doença, sugerindo que estes agentes podem ser subutilizados como terapia adjuvante[13].

Mariagrazia et al. (2019) sintetizaram e investigaram uma série de 4-aminometil-7-benziloxi-2//-cliromen-2-onas com o objetivo de identificar múltiplos inibidores de colinesterases (acetil- e butiril-, AChE e BChE) MAO B como potenciais moléculas anti-Alzheimer. Partindo de um potente inibidor da MAO-B previamente registado, estudaram modificações pontuais no benziloxi ou na porção básica. O rastreio in vitro revelou compostos de ação tripla que mostram uma inibição nanomolar e selectiva da MAO B, juntamente com IC50 contra ChEs a um nível micromolar baixo. A análise da cinética enzimática em relação à AChE e as simulações de acoplamento nas enzimas-alvo foram executadas de modo a obter informações sobre o mecanismo de ação e os modos de ligação plausíveis.

Yassir Boulaamane et al. (2022) efectuaram estudos in silico de derivados de cafeína semelhantes a produtos naturais como potenciais inibidores da MAO-B/antagonistas dos AA2AR para o tratamento da doença de Parkinson. Os derivados da cafeína foram várias vezes referidos pelas suas propriedades neuroprotectoras e pelo duplo bloqueio da MAO e dos receptores de adenosina A2A (AA2AR). Os produtos naturais estão atualmente a atrair mais atenção devido à sua diversidade estrutural e segurança, em contraste com os fármacos sintéticos. No presente trabalho, foram também realizados estudos computacionais sobre derivados da cafeína para procurar novos candidatos potentes que actuem como inibidores duplos da MAO-B/AA2AR para a doença de Parkinson [14].

Jens Hagenow et al. (2020) relataram inibidores reversíveis de pequenas moléculas da MAO A e B com motivos anilídeos. Os ligandos constituídos por duas moléculas de arilo ligadas através de um espaçador curto demonstraram ser inibidores potentes da MAO-A e B, como alvos adequados no tratamento de doenças neurológicas. Com base neste projeto geral, sintetizaram uma série de 66 pequenos derivados de amidas aromáticas como novos inibidores da MAO-A/B. Os compostos foram sintetizados, purificados e confirmados estruturalmente por métodos espectroscópicos. Foram efectuados ensaios enzimológicos fluorimétricos para determinar as propriedades de inibição da MAO-A/B. O modo e a reversibilidade da inibição foram determinados para o inibidor mais potente da MAO-B. Foram gerados modelos de docking e farmacóforos para confirmar os resultados in vitro. A molécula-mãe com diferentes padrões de substituição foi identificada como inibidores potentes da MAO-A/B, que foram activos em concentrações nanomolares [15].

Mehmet Abdullah Alagoz et al. (2022) desenvolveram uma nova classe de derivados de piridazinona como inibidores selectivos da MAO-B. Dezasseis compostos foram sintetizados e avaliados quanto às suas actividades inibitórias contra a monoamina oxidase A e B. A maioria dos derivados mostrou uma inibição potente e altamente selectiva da MAO-B. Dezasseis compostos foram sintetizados e avaliados quanto às suas actividades inibitórias contra a monoamina oxidase A e B. A maioria dos derivados mostrou uma inibição potente e altamente selectiva da MAO-B. Um dos derivados sintetizados foi considerado um inibidor da MAO-B. Um dos derivados sintetizados foi considerado o inibidor mais potente contra a MAO-B com um valor IC50 de 0,17 pM, seguido por outros 0,27 pM com um índice de seletividade (SI) para MAO-B versus MAO-A de 84,96 e 235,29, respetivamente. Em comparação com as estruturas básicas, o substituinte *para-cloro* aumentou a atividade inibitória da MAO-B. Os compostos foram considerados inibidores competitivos e reversíveis da MAO-B com valores de Ki de 0,230 ± 0,004 e 0,149 ± 0,016 pM, respetivamente. As investigações de docking revelaram que os compostos principais eram benéficos para a inibição da MAO-B através da associação com os resíduos chave e selectivos E84 ou Y326, mas não para a inibição da MAO-A através da interação principalmente impulsionada por contactos hidrofóbicos [16].

Guillermo Mayo-Alvarado et al. (2021) afirmaram que os híbridos cumarina-calcona são inibidores da MAO-B. Foram sintetizados a atividade biológica e estudos in silico de catorze compostos derivados da cumarina modificados no carbono C3 da cumarina com uma cetona a,ß-insaturada. Estes compostos podem ser designados como chalcocumarinas (3-

cinnamovl-2//- cromen-2-onas). A avaliação da inibição da MAO-B tem despertado um interesse considerável como agentes terapêuticos para doenças neurodegenerativas como a doença de Parkinson. Entre todas as calcocumarinas aqui avaliadas contra a MAO-B, um composto mostrou a atividade mais forte in vitro, com IC50 = 0,76 ± 0,08 pM. Estudos computacionais de docking, dinâmica molecular e MM/GBSA confirmam que este composto se liga de forma muito estável ao sítio ativo da rMAO-B, explicando os dados experimentais de inibição [17].

Maria Del Pilar Olaya et al. (2019) investigaram o análogo da cumarina, 3-metil-7H-furo [3,2-g] cromen-7-ona como um possível agente antiparkinsoniano. Várias cumarinas substituídas mostraram atividade como inibidores da monoamina oxidase B. A reversão da hipocinesia foi avaliada nos modelos de reserpina e levodopa. Além disso, no modelo do haloperidol, foram também avaliados os seus efeitos anticatalépticos. Esta furocumarina também apresentou efeitos anti-catalépticos na mesma dose [18].

Rafael J Rojas et al. (2015) identificaram inibidores reversíveis e irreversíveis de pequenas moléculas da MAO-B através de técnicas biofísicas. A investigação da MAO-B recombinante solúvel revelou diferenças baseadas em mecanismos no deslocamento térmico e nos perfis termodinâmicos de ligação dos inibidores da MAO-B. Os inibidores irreversíveis demonstraram curvas bifásicas de fusão de proteínas, grande ligação entalpicamente favorável e entropicamente desfavorável, em contraste com os compostos reversíveis, que foram caracterizados por um aumento dependente da dose na estabilidade térmica e ligação entalpicamente orientada. As abordagens biofísicas aqui descritas têm como objetivo facilitar a descoberta de inibidores da MAO-B da próxima geração.

E. Maccioni et al. (2011) sintetizaram algumas 3-aril-4,5- dihidropirazoles-1-carbotiamidas substituídas de forma diferente com o objetivo de investigar a sua atividade inibidora da monoamina oxidase. As estruturas químicas dos compostos foram caracterizadas por meio dos seus dados espectroscópicos de IR, 1H NMR, 13C NMR e análises elementares. A maioria dos compostos sintetizados mostrou uma boa interação com a proteína alvo MAO-B com uma excelente energia de ligação.

3. NECESSIDADE, FINALIDADE E OBJECTIVOS DO ESTUDO

3.1 NECESSIDADE DO ESTUDO

A descoberta e o desenvolvimento de novas moléculas para o tratamento de perturbações neurofarmacológicas com maior eficácia e menos efeitos secundários é uma necessidade urgente, e os estudos de acoplamento molecular podem ser fundamentais para o efeito. Os estudos de docking dos inibidores da MAO-B são importantes porque ajudam a compreender as interações de ligação entre o inibidor e a enzima a nível molecular. Também podem ser utilizados para o rastreio virtual de grandes bibliotecas de compostos para identificar novos inibidores da MAO-B com propriedades melhoradas. De um modo geral, é crucial para o avanço da nossa compreensão destes fármacos e para o desenvolvimento de novos tratamentos para perturbações neurofarmacológicas.

3.2 OBJECTIVO DO ESTUDO

O presente estudo centra-se na ligação molecular de alguns inibidores conhecidos da MAO-B e estuda as interações-chave que podem ser benéficas para a conceção de inibidores mais eficazes, selectivos e reversíveis que possam ajudar no tratamento da doença de Parkinson e da depressão. Além disso, existem algumas provas de que os inibidores da MAO-B podem ter benefícios no tratamento de outras doenças neurodegenerativas, como a doença de Alzheimer. O objetivo final dos inibidores da MAO-B é melhorar os sintomas e retardar ou parar a progressão destas doenças.

3.3 OBJECTIVOS DO ESTUDO

❖ O objetivo dos estudos de docagem molecular de inibidores conhecidos da proteína MAO é compreender as interações de ligação entre o inibidor e a enzima a nível molecular.

❖ Esta informação pode fornecer informações sobre as relações estrutura-atividade dos compostos, os factores determinantes da sua seletividade e potência, e o modo de inibição.

❖ Estes estudos podem também ajudar na conceção de inibidores da MAO-B novos e mais eficazes, identificando as principais caraterísticas da interação que podem ser orientadas para a conceção de medicamentos.

❖ Além disso, os estudos de acoplamento molecular podem ser utilizados para o rastreio virtual de grandes bibliotecas de compostos para identificar novos inibidores da MAO-B com propriedades melhoradas.

4. PLANO DE TRABALHO

- ❖ Recolher um conjunto de dados estruturais de compostos (inibidores conhecidos da enzima MAO).

- ❖ Preparar ligandos utilizando o LigPrepWizard.

- ❖ Descarregar a estrutura cristalina da proteína MAO-B juntamente com o seu co-cristal ligante ou complexo proteína-ligante (com uma resolução cristalina inferior a 2,5 A) do PDB (PDB ID: 1S3B ou 2V5Z).

- ❖ Prepare a proteína utilizando o Protein Preparation Wizard (Import & Pre-process, Review & Modify, and Refine).

- ❖ Gerar uma grelha recetora em torno do ligando do co-cristal para identificar a bolsa de ligação.

- ❖ Efetuar experiências de acoplamento de ligandos preparados e de ligandos co-cristalinos em proteínas preparadas / minimizadas utilizando a metodologia de acoplamento rígida Glide (SP/XP).

- ❖ Selecionar o(s) melhor(es) composto(s) com base na pontuação de acoplamento.

- ❖ Estudar as suas interações ligando-recetor, a pontuação de acoplamento/deslizamento (energia de ligação), as orientações/posições de ligação.

5. MATERIAIS E MÉTODOS

5.1. DOCA DE DESLIZE

Esta ficha resume o processo de acoplamento de um conjunto de compostos (ligandos) de um ficheiro a um alvo PDB que tem um ligando co-cristalizado. O processo envolve a preparação da proteína, a preparação dos ligandos, a criação de uma grelha e a acoplagem dos compostos. O pré-processamento é necessário porque a modelação requer estruturas 3D de todos os átomos com hidrogénios.

5.1.1. Preparação da proteína

A preparação das proteínas foi efectuada nas seguintes etapas

❖ Selecione Tasks □ Protein Preparation (Tarefas □ Preparação de proteínas) ou Applications Protein Preparation Wizard (Aplicações do assistente de preparação de proteínas).

❖ No separador Importar e processar, introduza o ID da APO na caixa de texto APO e clique em Importar.

❖ Escolha opções para o pré-processamento da estrutura da proteína (para além das predefinições). Se não pretender manter as águas no sítio ativo, introduza 0 na caixa de texto Eliminar águas além. Se pretender converter átomos de selénio em enxofre, selecione converter selenometioninas em metioninas.

❖ Clique em Pré-processamento.

❖ Resolva quaisquer problemas reportados na caixa de diálogo Protein Preparation - Problems (Preparação de proteínas - Problemas). Se os problemas estiverem longe do local ativo, selecione as opções Fill in e Cap termini e clique novamente em Preprocess. Se os problemas estiverem dentro ou perto do local ativo, execute um Prime Refinement para as cadeias laterais e loops problemáticos.

❖ Eliminar partes indesejadas do sistema (cadeias, moléculas de solvente, etc.) no separador Rever e Modificar.

❖ Optimize a rede de ligações H no separador Refinar.

❖ Clique em Minimizar para executar uma minimização restrita na estrutura.

5.1.2. Recolha do conjunto de dados de ligandos e preparação dos ligandos

❖ Um conjunto de dados de ligandos de cerca de 40 inibidores conhecidos da proteína MAO foi recolhido da base de dados estrutural Pubchem e descarregado em formato de ficheiro 3D (sdf).

❖ Selecione Tasks ou Applications □ Ligand Preparation □ LigPrep.

❖ Defina utilizar estruturas de para ficheiro e clique em procurar para localizar e selecionar o ficheiro do ligando.

❖ Se tiver o Epik instalado, em ionização selecione utilizar: Epik.

❖ Se a proteína tiver um metal no local de ligação, selecione Adicionar estados de ligação de metal (requer Epik).

❖ Clique em Iniciar para executar a tarefa. Se o ficheiro ligando for grande, distribua a tarefa por vários processadores, se possível.

5.1.3. Geração da grelha de receptores

- ❖ Selecione Tasks □ Docking □ Grid Generation ou Applications □ Glide □ Recetor Grid Generation.
- ❖ Exibir o recetor preparado no Espaço de Trabalho.
- ❖ Escolha o ligando para definir o centro da grelha.
- ❖ Ajuste o tamanho do sítio ativo no separador Sítio para acomodar ligandos maiores, se necessário. 5. Adicione quaisquer restrições no separador Constraints (Restrições).
- ❖ Escolha quaisquer grupos hidroxilo ou tiol rotativos no sítio ativo, se esses grupos puderem rodar durante a acoplagem.
- ❖ Adicionar quaisquer volumes excluídos para excluir átomos de outras regiões que não o recetor.
- ❖ Iniciar a tarefa de geração de grelha.

5.1.4. Acoplamento dos ligandos

- ❖ Selecione Tasks □ Docking □ Glide Docking ou Applications □ Glide □ Ligand Docking.

- ❖ Especificar a grelha recetora a utilizar.

- ❖ Selecione a precisão de acoplamento: HTVS para o rastreio inicial de milhões de compostos (pesquisa conformacional limitada, mas rápida); SP para milhares de compostos (melhor cobertura do espaço conformacional); XP para dezenas ou centenas de compostos (elevada precisão nas poses acopladas).

- ❖ Se tiver escolhido XP, selecione Escrever informações do descritor XP se pretender visualizar termos de interação.

- ❖ Selecione Adicionar penalizações de estado Epik à pontuação de acoplamento, se o Epik tiver sido utilizado na preparação do ligando (especialmente para metaloproteínas).

- ❖ Especifique o ficheiro do ligando a utilizar, no separador Ligandos.

- ❖ Se pretender definir restrições para um núcleo de ligando de referência ou calcular RMSD para este núcleo, pode fazê-lo no separador Core.

- ❖ Selecione as restrições do recetor que pretende utilizar no separador Restrições e forneça todas as informações necessárias.

- ❖ Se os ligandos forem muito flexíveis, pode aplicar restrições às torções dos ligandos no separador Restrições de torção, para reduzir os graus de liberdade de torção.

- ❖ Defina o número de poses por ligando e o número total de poses no separador Output (Saída). 11. Utilize a minimização pós-docking se pretender melhorar as geometrias de pose.

- ❖ Selecione Escrever pontuações de interação por resíduo para resíduos dentro de N Â do centro da grelha se pretender examinar as interações das poses do ligando com o recetor e defina a distância de corte.

Executar a tarefa. Se o ficheiro ligando for grande, distribua a tarefa por vários processadores, se possível.

5.1.5. Examinar as poses

- Importe o ficheiro de pose jobname_pv.mae para o Maestro. Certifique-se de que a opção Para ficheiros de visualização de pose, ativar a visualização de pose está selecionada.

- No painel Ver poses, active a apresentação de ligações H e contactos. Se escreveu pontuações de interação por resíduo, selecione Mostrar na secção Interações por resíduo.

- Utilize as teclas SETA ESQUERDA e SETA DIREITA para percorrer as poses e examinar as suas interações com o recetor.

- Quando terminar de examinar as poses, clique com o botão direito do mouse na entrada do recetor na Tabela de Projetos e selecione Unfix para sair do modo de visualização da pose.

6. RESULTADOS E DISCUSSÃO

Foram efectuados estudos de acoplamento molecular para obter informações estruturais sobre o modo de ligação dos inibidores conhecidos com a estrutura cristalina da enzima MAO-B do alvo biológico (PDB ID: 1S3B) utilizando GLIDE (Schrödinger, LLC, Nova Iorque, NY, 2021-3). A estrutura cristalina da proteína MAO utilizada para a ligação molecular foi obtida a partir do Protein Data Bank (PDB), tendo sido subsequentemente optimizada e minimizada com o fluxo de trabalho "protein preparation wizard". Os ligandos foram construídos utilizando o painel de construção Maestro e preparados pela aplicação LigPrep (Schrödinger, LLC, Nova Iorque, NY, 2021-3), que utiliza simulações de potencial líquido optimizado (OPLS) 2005 no campo de forças, e forneceu os correspondentes mínimos de energia dos conformadores 3D dos ligandos. Foram utilizadas as predefinições para todos os outros parâmetros. Todos os átomos do ligando, mas nenhum átomo da proteína, foram autorizados a mover-se durante os cálculos. Para validar o protocolo de acoplamento, foi efectuada uma experiência de reacoplamento em que a conformação do ligando do co-cristal foi extraída da estrutura cristalina do complexo correspondente proteína/ligando MAO-A e posteriormente acoplada de novo à bolsa de ligação. O GLIDE foi capaz de reproduzir perfeitamente a posição experimental do ligando, confirmando a capacidade do método para prever com exatidão a conformação de ligação.

Um conjunto de dados de ligandos de cerca de 40 inibidores conhecidos da proteína MAO foi recolhido da base de dados estrutural Pubchem e descarregado em formato de ficheiro 3D (sdf). A lista de ligandos, juntamente com o seu Pubchem Id, utilizada para o estudo de acoplamento na estrutura cristalina da proteína MAO-B (PDB-ID: 1S3B) é apresentada no Quadro 1. Os resultados de docking da melhor pose dos inibidores conhecidos acima são apresentados por ordem decrescente de energia de ligação.

Tabela 1: Resultados de docking dos inibidores da MAO selecionados.

S. N.	Nome do ligando	Pubchem ID	Atracagem Pontuação	XP GScore	Modelo Glide
1.	Befloxatona	60824	-10.761	-10.762	-60.228
2.	Miricetina	5281672	-9.982	-10.019	-16.756
3.	Quercetina	5280343	-9.751	-9.783	-16.089
4.	Cimoxatona	52542	-9.739	-9.739	-46.438
5.	Emodin	3220	-9.076	-9.169	-7.872
6.	Benmoxina	71671	-9.074	-9.074	-39.949
7.	Catequina	9064	-8.596	-8.596	23.565
8.	Curcumina	969516	-8.543	-9.776	31.993
9.	Isocarboxazida	3759	-8.537	-8.537	-51.613
10.	Linezolida	440401	-8.396	-8.396	8.204
11.	Resveratrol	445154	-8.217	-8.217	-46.336
12.	Mofegilina	6437850	-8.133	-8.189	-30.046
13.	Caroxazona	29083	-7.950	-7.950	-34.138
14.	Esuprona	65827	-7.498	-7.498	-22.873
15.	Clorgilina	4380	-7.164	-7.226	-45.878

16.	Selegilina	26757	-7.135	-7.236	-28.707
17.	Rasagilina	3052776	-7.103	-7.520	-42.331
18.	Nialamida	4472	-7.022	-7.022	-58.254
19.	Metfendrazina	19516	-6.575	-7.206	-26.962
20.	Amiflamina	71221	-6.385	-6.385	-25.713
21.	Pargilina	4688	-6.364	-6.510	-31.375
22.	Tranilcipromina	19493	-6.318	-6.347	-30.992
23.	Pivalilbenzidrazina	9375	-6.276	-6.276	-26.312
24.	Equinopsidina	3083764	-6.018	-6.018	-40.041
25.	Iproclozida	19063	-5.893	-5.893	-42.309
26.	Hidralazina	3637	-5.849	-6.174	-39.045
27.	Antocianina	145858	-5.787	-5.787	-23.694
28.	Procarbazina	4915	-5.543	-6.053	-34.676
29.	Furazolidona	5323714	-5.529	-5.529	-32.427
30.	Lazabemida	71307	-5.447	-5.449	-40.796
31.	Moclobemida	4235	-5.380	-5.568	-28.618
32.	Isoniazida	3767	-5.308	-5.309	-33.523

33.	Fenelzina	3675	-5.232	-6.239	-26.409
34.	Harmina	5280953	-5.207	-6.810	-40.890
35.	Mebanazina	6179	-4.995	-5.440	-30.194
36.	Prilindole	71467	-4.786	-5.262	-28.354
37.	Iproniazida	3748	-4.110	-4.111	-34.348
38.	Brofaromina	44571	-4.062	-4.062	4.471
39.	Ladostigil	208907	-3.467	-3.813	5.116
40.	Octamoxina	20811	-3.006	-3.726	-23.857

Os resultados acima mostraram que quase todos os inibidores conhecidos da proteína MAO-B selecionados no estudo se orientaram adequadamente na cavidade de ligação da proteína MAO-B (1S3B), conforme representado nas Figuras 2 e 3.

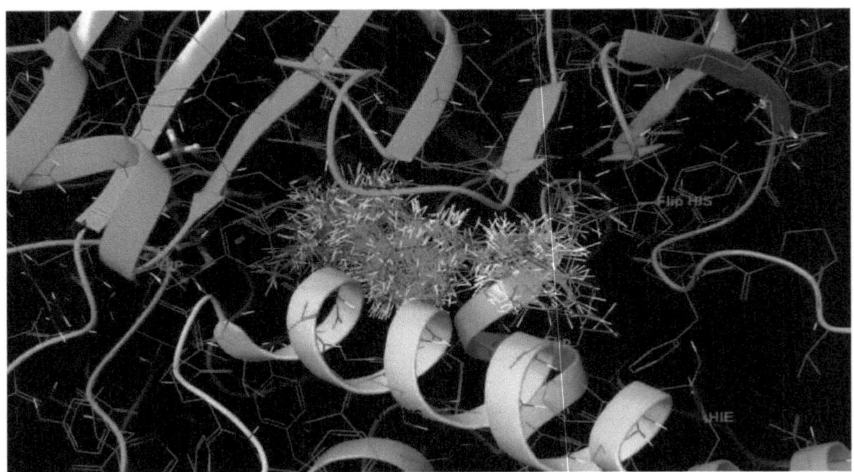

Fig.2: Orientação dos ligandos na proteína-alvo da MAO-B (1S3B)

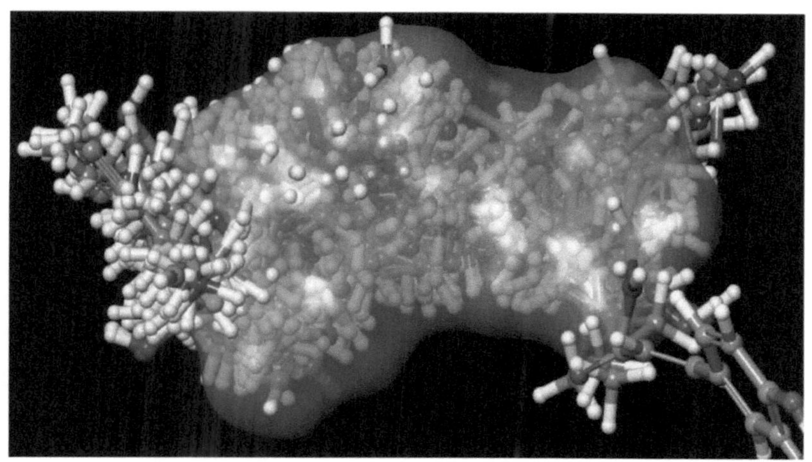

Fig.3: Orientação dos ligandos no local de ligação da proteína-alvo da MAO-B (1S3B)

Entre todos, o Befloxatone_60824 apresentou a melhor pontuação de ligação/docking de -10,761.

Além disso, alguns outros ligandos, como a miricetina_5281672 (-9,982), a quercetina_5280343 (9,751), a cimoxatona_52542 (-9,739), a emodina_3220 (-9,076), a benmoxina_71671 (-9,074), a catequina_9064 (-8.596) e a curcumina_969516 (-8,543) apresentaram uma excelente afinidade de ligação com a proteína-alvo MAO-B e justificam as suas actividades in vivo para as doenças neurológicas mediadas pela MAO-B.

A elevada afinidade do ligando Befloxatone é atribuída às suas quatro interações de ligação no local ativo da proteína, como se mostra no diagrama de interação 2D do ligando (Fig. 3). Verificou-se que os dois anéis de benzeno do ligando estavam envolvidos na interação pi-pi com o resíduo de aminoácido TYR346 na bolsa de ligação, que também interagia com o grupo hidroxilo do ligando com uma interação de ligação H. Além disso, outro grupo hidroxilo do ligando mostrou uma interação de ligação H com o resíduo de aminoácido PRO102 do local de ligação. Estas interações demonstraram uma forte afinidade do ligando com a proteína MAO-B e asseguram a sua elevada eficácia quando verificada in-vitro ou in-vivo. Por conseguinte, as simulações de docking apresentaram fortes indícios a favor da sua eficácia biológica e de uma interpretação mecanicista da atividade.

Este estudo também confirma a seletividade dos inibidores conhecidos, uma vez que quase todos os inibidores selectivos da MAO-B demonstraram uma elevada afinidade para a proteína alvo, como a Rasagilina, a Seligilina, a Safinamida, etc. No entanto, verificou-se que compostos como a moclobemida, o prilindole e a harmina apresentavam uma menor afinidade de ligação quando comparados em termos da sua pontuação de ligação.

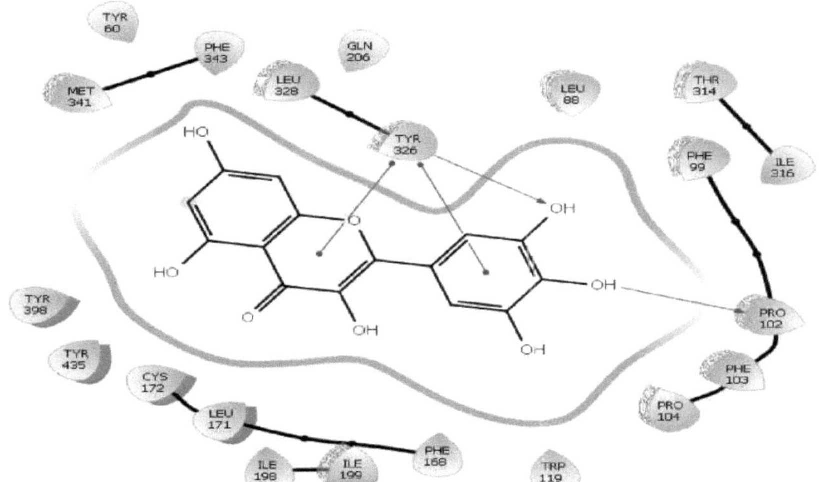

Fig.4: Diagrama de interação 2D do ligando Befloxatone com a proteína alvo MAO-B (1S3B)

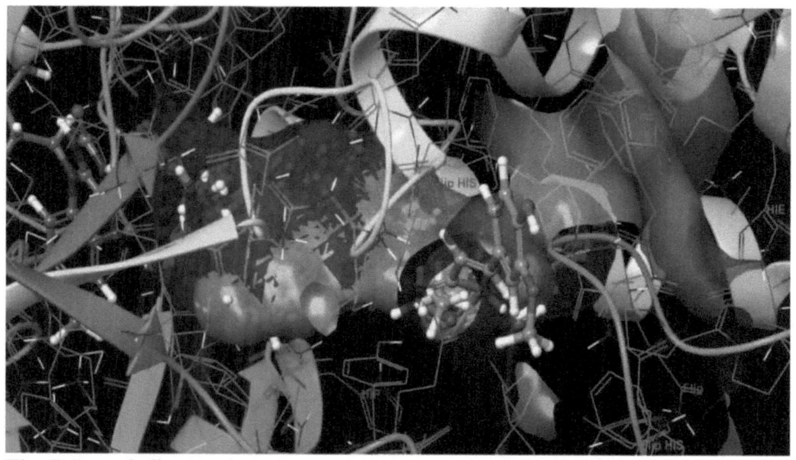

Fig. 5: Pose de ligação da Befloxatona à proteína-alvo da MAO-B (1S3B)

7. CONCLUSÃO

O presente estudo teve como objetivo a realização de estudos de docking molecular de inibidores conhecidos da proteína MAO para compreender as interações de ligação entre o inibidor e a enzima a nível molecular. Todos os candidatos da base de dados foram selecionados como potenciais candidatos contra a enzima MAO -B. A diversidade estrutural foi observada nos compostos. Um conjunto de dados de ligandos de cerca de 40 inibidores conhecidos da enzima MAO foi apresentado na tabela anterior com a sua pontuação de acoplamento. Entre todos eles, o Befloxatone_60824 apresentou a melhor pontuação de ligação/docking de -10,761. Para além deste, alguns outros ligandos, tais como Myricetin_5281672 (-9,982), Quercetin_5280343 (-9,751), Cimoxatone_52542 (-9,739), Emodin_3220 (-9,076), benmoxin_71671 (-9,074), catechin_9064 (-8,596) e Curcumin_969516 (-8.543) apresentaram uma excelente afinidade de ligação, mas há um composto que apresenta confirmação múltipla, pelo que analisámos o composto que apresenta confirmação múltipla através da sua melhor pontuação de ligação e seleccionámo-lo, o que está incluído na tabela. Neste estudo, obtivemos a melhor pontuação de ligação da bufolxatona -10,761.

A elevada afinidade do ligando Befloxatone é atribuída às suas quatro interações de ligação no local ativo da proteína. E os outros compostos também apresentam uma boa energia de ligação. Assim, os sucessos obtidos podem ser tratados como boas pistas para a conceção de inibidores potentes da enzima MAO-B, que se encontra mais frequentemente expressa nos doentes de Parkinson.

8. REFERÊNCIAS

1. Culpepper L. Reducing the Burden of Difficult-to-Treat Major Depressive

Perturbação: Revisitar a terapia com inibidores da monoamina oxidase. *Cuidados primários*

Companheiro CNS Disord. **2013**,*75*(5) [PMC free article] [PubMed]

2. Thase ME. Diretrizes de tratamento dos IMAO e da depressão. *J Clin Psychiatry.* **2012** Jul;*73*(7):e24. [PubMed]

3. Volz HP; Gleiter CH; Inibidores da monoamina oxidase. Uma perspetiva sobre a sua utilização em idosos. *Drugs Aging.* **1998 Nov**,*73(5/340-55.* [PubMed]

4. Baker GB; Coutts RT; McKenna KF; Sherry-McKenna RL; Perspectivas sobre os mecanismos de ação dos inibidores da MAO fenelzina e tranilcipromina: uma revisão. *J Psychiatry Neurosci.* **1992 Nov**,*77(5j.*'206-14. [PMC free article] [PubMed]

5. Müller T; Riederer P; Grünblatt E. Determination of Monoamine Oxidase A and B Activity in Long-Term Treated Patients With Parkinson Disease. *Clin Neuropharmacol.* **2017 Set / Out**, 40 (5): 208-211. [PubMed]

6. Fiedorowicz JG; Swartz KL. The role of monoamine oxidase inhibitors in current psychiatric practice (O papel dos inibidores da monoamina oxidase na prática psiquiátrica atual). *J PsychiatrPract.* **2004** Jul;10(4):239-48. [PMC free article] [PubMed]

7. Saraghi M; Golden LR; Hersh EV. Considerações anestésicas para pacientes em terapia antidepressiva - Parte I. *Anesth Prog.* inverno **de 2017**,64(4):253-261. [Artigo livre PMC] [PubMed]

8. https://www.drugs.com/drug-class/monoamine-oxidase-inhibitors.html

9. Fundação para a Doença de Parkinson. Acedido em linha a 1/23/17 em

http://www.pdf.org/.

10. Connolly BS; Lang AE. Tratamento farmacológico da doença de Parkinson: uma revisão.

JAMA. **2014** Apr 23-30;311(16):1670-83.

11. Lengauer T; Rarey M (junho de 1996). "Métodos computacionais para a investigação biomolecular docking". *Current Opinion in Structural Biology*. 6 (3): 402-6. doi:10.1016/S0959- 440X(96)80061-3. PMID 8804827.

12. Kitchen DB; Decornez H; Furr JR, Bajorath J (novembro de 2004). "Docking and scoring in virtual screening for drug discovery: methods and applications". *Nature Reviews. Descoberta de medicamentos*. 3 (11): 935-49. doi:10.1038/nrd1549. PMID 15520816. S2CID 1069493.

13. Gray R; Ives N; Rick C; et al; PD MED Collaborative Group . Eficácia a longo prazo dos agonistas da dopamina e dos inibidores da monoamina oxidase B em comparação com a levodopa como tratamento inicial da doença de Parkinson (PD MED): *um grande ensaio aleatório, aberto e pragmático. Lancet.* **2014**,384(9949):1196-1205. doi:10.1016/S0140-6736(14)60683-8 - DOI - PubMed

14. Barnham KJ; Masters CL; Bush AI. Neurodegenerative diseases and oxidative stress. *Nat Rev Drug Discov, **2004**,3:205-14.* doi: 10.1038/nrd1330. - DOI - PubMed

15. Tong J; Meyer JH; Furukawa Y; et al. Distribuição das proteínas da monoamina oxidase no cérebro humano: Implicações para estudos de imagiologia cerebral. *J Cereb Blood Flow Metab.* **2013**,33(6):863-871. doi:10.1038/jcbfm.2013.19 - DOI - PMC - PubMed

16. Simon D.K; Tanner C.M; Brundin P; Epidemiologia e patologia da doença de Parkinson, genética e fisiopatologia. *Clin. Geriatr. Med.* **2020**,36:1-12. doi:

10.1016/j.cger.2019.08.002. - DOI - PMC - PubMed

17. Rodríguez-Enríquez F; Costas-Lago M.C., Besada P; Alonso-Pena M., Torres- Terán I; Viña D; Fontenla J.Á; Sturlese M., Moro S; Quezada E., et al. Novel

híbridos de cumarina-piridazina como inibidores selectivos da MAO-B para a terapia da doença de Parkinson Parkinson. *Bioorg. Chem.* **2020**,104:104203. doi: 10.1016/j .bioorg.2020.104203. - DOI - PubMed

18. Elbaz A; Carcaillon L; Kab S; Moisan F; Epidemiologia da doença de Parkinson. *Rev Neurol* (Paris) **2016**;172:14-26. doi: 10.1016/j.neurol.2015.09.012.

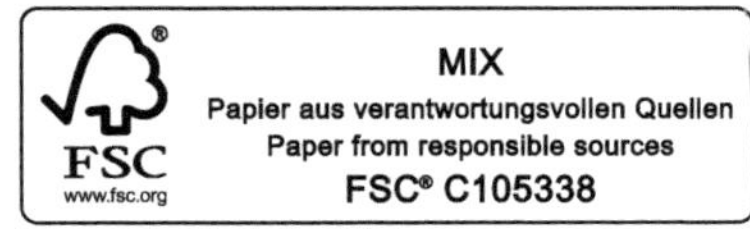

Printed by Books on Demand GmbH, Norderstedt / Germany